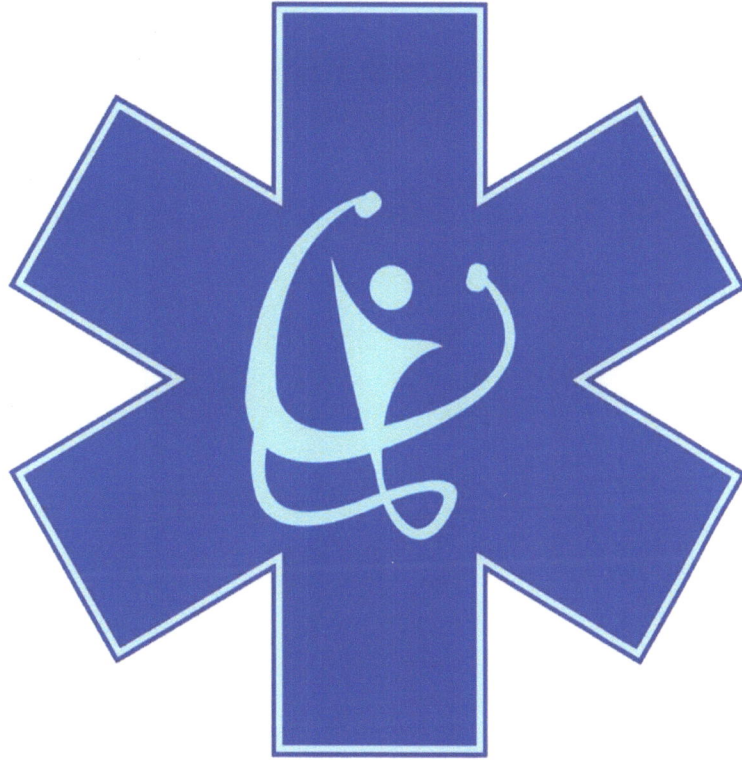

أكاديمية العلوم الصحية
Academy of Health Sciences

Cardio Pulmonary Resuscitation

Prepared by: Abdullah Abdulaziz Alhaji

Academy of Health Sciences

Academy of Health Sciences

All rights received ©2017 by Academy of Health Sciences

Muhanned Aldamies

www.hsacademy.org

info@hsacademy.org

ISBN 13: 9784598303040

ISBN 10: 4598303042

الإنعاش القلبي الرئوي

أولا :لمحة تشريحية وفيزيولوجية عن القلب والدوران

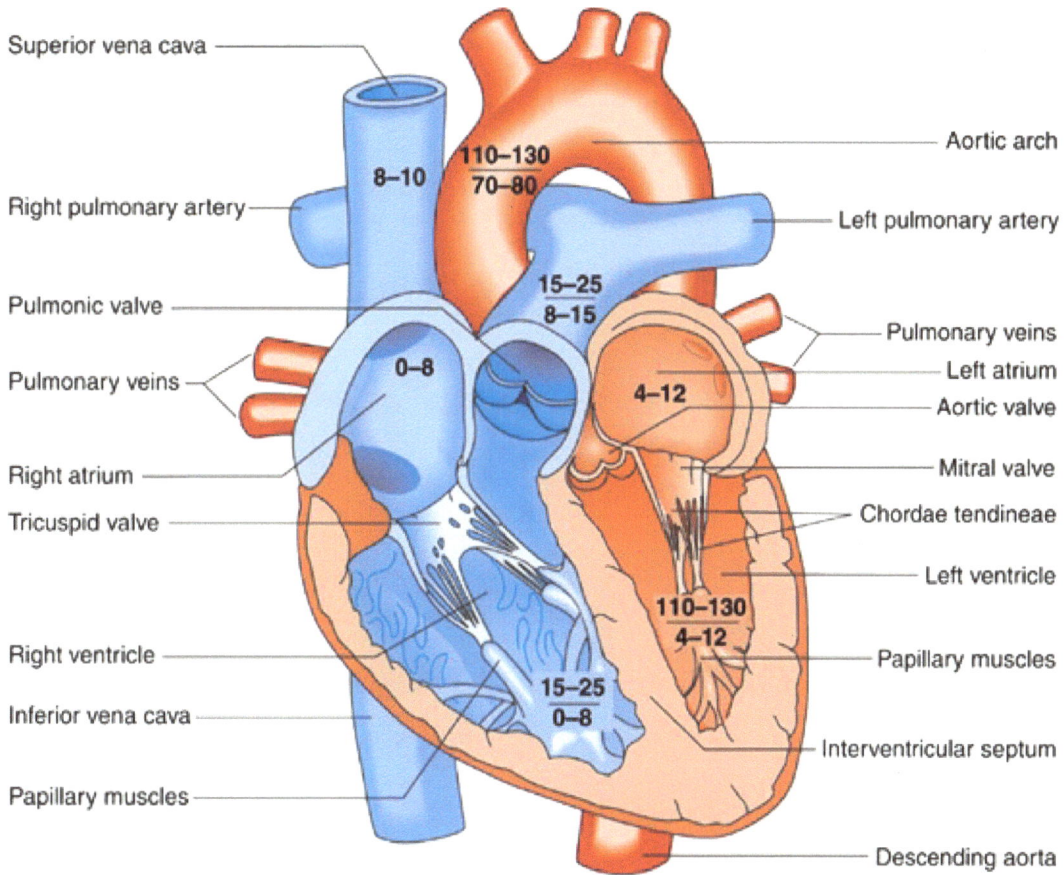

Superior vena cava

Right pulmonary artery

Pulmonic valve

Pulmonary veins

Right atrium

Tricuspid valve

Right ventricle

Inferior vena cava

Papillary muscles

8–10

110–130
70–80

15–25
8–15

0–8

4–12

110–130
4–12

15–25
0–8

Aortic arch

Left pulmonary artery

Pulmonary veins

Left atrium

Aortic valve

Mitral valve

Chordae tendineae

Left ventricle

Papillary muscles

Interventricular septum

Descending aorta

الجهاز القلبي الدوراني :

هو الجهاز الذي يؤمن نقل الدم وضخه باتجاه الأنسجة ومنها.

ويتضمن القلب والأوعية الصادرة منه والأوعية الواردة اليه.

والتي تنتظم بدورتين : دورة دموية كبرى ودورة دموية صغرى.

- تعريف : عضلة مجوفة وظيفتها ضخ الدم إلى الشرايين وتلقي الدم من الأوردة وهو

  مؤلف من ــ

اجواف تعنى الأذينتان التي تتلقى الدم والبطينان التي تدفع الدم .

الدورة الدموية الكبرى :

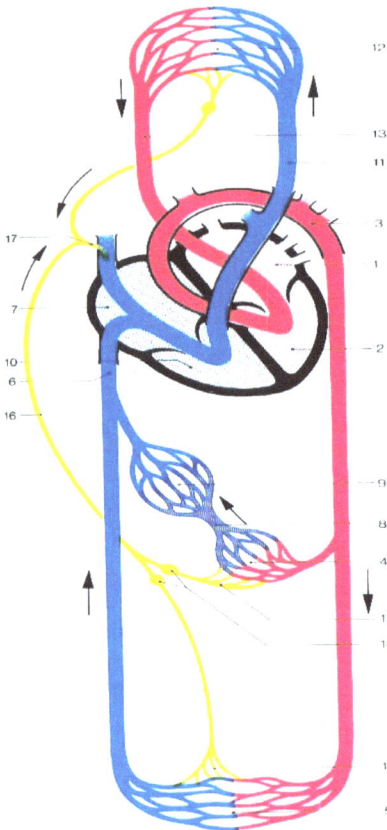

تبدأ من الأبهر الذي تنشأ منه شرايين تعطي فروع لكافة

أنحاء الجسم كتغذية شريانية.

ثم يعود الدم عن طريق الوريدين الأجوف العلوي والسفلي

إلى القلب.

ــ الدورة الدموية الصغرى :

هي دورة تبدأ عبر الجذع(الشريان) الرئوي الذي ينقل الدم

غير المنقى من البطين الأيمن إلى الرئتين ثم يعود الدم بعد

تنقيته عن طريق الأوردة الرئوية الأربعة إلى الأذينة اليسرى .

ثانيا: الموت

يقسم الموت من حيث الفترة الزمنية الى قسمين هما

- الموت السريري clinical death: الذي يبدأ من لحظة توقف القلب الى فترة 5-6

  دقائق بدون وجود نبض او تنفس

- **الموت البيولوجي biological death**: الذي يبدأ من 5-6 دقائق من توقف القلب وحتى 10 دقائق

ان من الهام تطبيق مهارة الإنعاش القلبي الرئوي فور كشف توقف القلب حيث انه في احدى الأبحاث في الولايات المتحدة تبين انه من كل **100** مريض توقف قلبي ينجو **90** اذا بدأنا بالمهارة خلال الـــ **10**دقائق الأولى من توقف القلب اي ان نسبة رجوع المريض للحياة **90%** وهي نسبة عالية وتستحق التعلم لهذه المهارة.

كيف انجز هذه المهارة بشكل صحيح هذا ما سنتعلمه في هذه المحاضرة

الإنعاش القلبي الرئوي **(CPR)**

نستخدم تراتبية **C-A-B-D**

C:circulation

A:airway

B:breathing

D:disability

لابد من التأكد من الوعي قبل اجراء التراتبية السابقة بمقياس **AVPU**

A:Alert

V:responsive to Verabal,Voice

P: responsive to Pain full

U:Unresponsive

الخطوة	الإجراء	ملاحظات
التأكد من الوعي	• الترييت على الأكتاف • مناداة المصاب • احداث الألم بالقَرص مثلا	قم بها بقوة

اذا لم يكن هناك استجابة أي (**U**) فعليك فورا :

1. تفعيل نظام الخدمات الطبية الطارئة **EMS** (الاتصال الباكر) وطلب احضار مزيل الرجفان الآلي **AED**
2. التأكد من النبض السباتي في الرقبة كما في الشكل : لمدة **10 -5** ثانية فقط
3. اذا وجد النبض والتنفس ضعه في وضعية الإفاقة كما في الشكل : اذا لم يكن هناك عائق كالإصابات الشديدة

Check the
victim for
a pulse
ADAM.

1. اذا لم يوجد نبض فورا ابدا بالضغطات الصدرية بمعدل 30ضغطة – نفسين في الفم بعد الضغطات من الكتف مع الجلوس على الركبتين جانبا والعد مع الانتظام بالضغط 30 ضغطة ثم اعطاء نفسين من الفم مع اغلاق الأنف واسمح للصدر بالارتفاع بعد اعطاء النفس مدة كل نفس1 ثانية مع فتح مجرى الهواء و فتح مجرى الهواء كما في الشكل التالي:

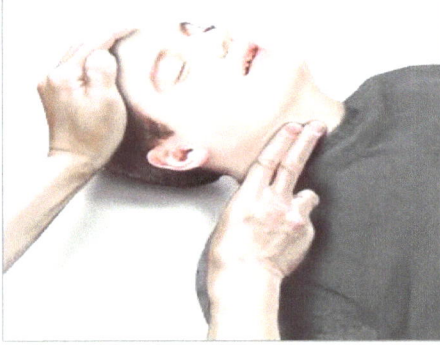

Breast
bone
(sternum)
Chest compressions
are performed
between the nipples
ADAM.

(اذا لم يكن هناك أذية في الرقبة)

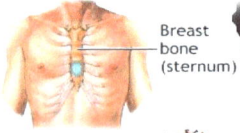

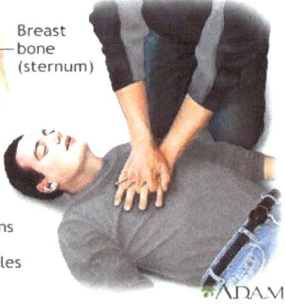

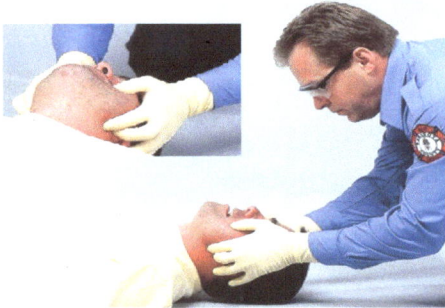

(اذا كان أذية في الرقبة أو كان مصابا)

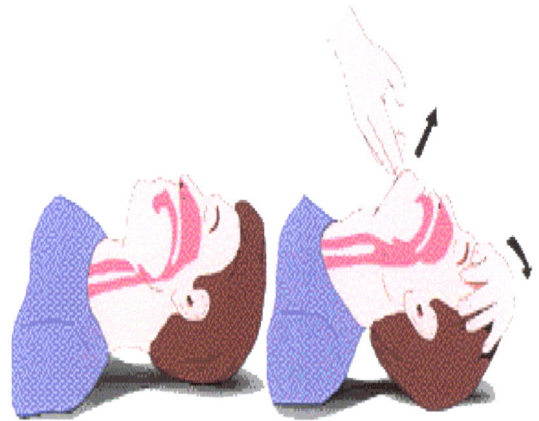

نستمر بالضغط 30 ضغطة مقابل نفسين (دورة) بمعدل 5 دورات

2. بعد 5 دورات نتأكد من عودة النبض اذا لم يوجد نكرر 5 دورات حتى يرجع النبض أو الوصول للمشفى و بعد كل 5 دورات نتأكد من عودة النبض.

في حال عودة النبض ماذا أفعل ؟؟ بعد عودة النبض نتأكد من التنفس بواسطة النظر للصدر والسمع والإحساس بالخد اذا لم يوجد تنفس اعط نفس واحد فقط كل 5 ثواني ثم تأكد من عودة التنفس كل دقيقتين و بعودة النبض والتنفس نضعه بوضعية الإفاقة وقيم النبض والتنفس كل 5 دقائق مع الفحص التنفس

ملاحظة : اذا لم تكن ماهرا بتقنيات الإنعاش اعمل ضغطات صدرية فقط

استعمال مزيل الرجفان الآلي:

اذا تم احضار مزيل الرجفان الآلي استخدمه فورا و اتبع التعليمات

ملاحظات

1. استخدم اللصاقات ال AED المناسبة بشكل صحيح حسب الفئة العمرية

2. ابق بعيدا عن المصاب عندما يطلب منك الجهاز ذلك حيث انه يقوم بتحليل نظم القلب

3. استمر بالضغطات الصدرية بعد كل صدمة للقلب

4. ابق بعيدا عن المصاب عند إعطاء الصدمة الكهربائية

5. في حال وجود ماء عليك تجفيف منطقة الصدر

6. عند وجود ناظم خطى Pacemaker ابعد اللصاقة عنه 5 سم

7. عند وجود شعر كثيف اعمل على نزع الشعر باللصقات نفسها ثم استبدلها

ملاحظات

1. في حال توقف القلب المشاهد عند الأطفال والرضع اتصل أولا ثم قم بالإنعاش

2. في حال توقف القلب غير المشاهد عند الأطفال والرضع ابدأ أولا بالإنعاش 5 دورات ثم

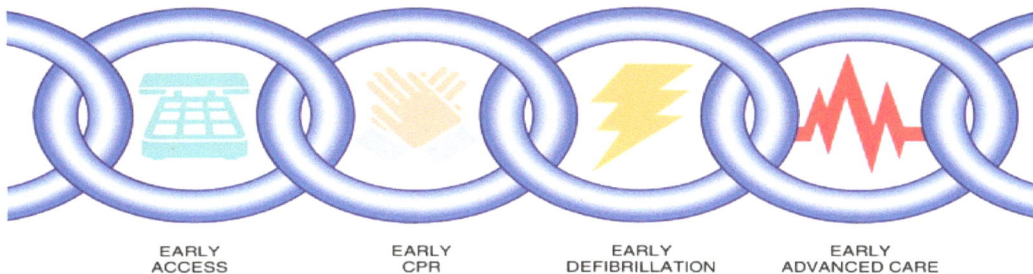

Chain of Survival

| EARLY ACCESS | EARLY CPR | EARLY DEFIBRILLATION | EARLY ADVANCED CARE |

سلسلة الإنقاذ

وهي سلسلة مؤلفة من أربع حلقات تفيد في ترتيب عمل تقني الطوارئ لإنقاذ الحياة وهي:

- الاتصال الباكر
- الإنعاش القلبي الرئوي الباكرCPR
- الصدم الكهربائي الباكر
- وصول فريق العناية المتقدم الباكر(البارا ميدك)

متى اتوقف عن الإنعاش:

- الإجهاد الشديد
- وصول فريق الـ ACLS
- الخطر في المكان
- عودة النبض والتنفس

العلامات الدالة على نجاح وفعالية CPR

- عودة النبض أو التنفس أو كلاهما
- عودة الوعي
- عودة اللون الطبيعي
- جس النبض السباتي مع كل ضغطة صدرية
- لا يوجد تمدد معدي
- تساوي في ارتفاع الصدر اثناء اعطاء التهوية
- عودة اللون الطبيعي

ملخص بالمكونات الرئيسية لإجراءات الإنعاش القلبي الرئوي للبالغين والأطفال والرضع

<table dir="rtl">
<tr><th colspan="4">التـــــوصيـــــات</th></tr>
<tr><th>المكون</th><th>البالغون</th><th>الأطفال</th><th>الرضع</th></tr>
<tr><td rowspan="3">معرفة التعرف على الحالة</td><td colspan="3">عدم الاستجابة (بالنسبة لجميع الاعمار)</td></tr>
<tr><td>انقطاع التنفس او التنفس
بشكل غير طبيعي
(كما في حالة اللهاث)</td><td colspan="2">انقطاع التنفس او اللهاث فقط</td></tr>
<tr><td colspan="3">عدم الإحساس بالنبض في غضون 10 ثوان لدى جميع الاعمار
(في حالة مقدم الرعاية الصحية محترف)</td></tr>
<tr><td>سلسلة إجراءات الإنعاش القلبي الرئوي</td><td colspan="3">C-A-B</td></tr>
<tr><td>معدل الضغط</td><td colspan="3">من 100 إلى 120 في الدقيقة</td></tr>
<tr><td>عمق الضغط</td><td>2 بوصة على الأقل
(5 سم) مع تجنب الضغط
أكثر من 2.4بوصة
(6 سم)</td><td>ثلث القطر الأمامي الخلفي
للصدر على الأقل حوالي
2بوصة (5 سم) تقريباً</td><td>ثلث القطر الأمامي الخلفي للصدر
على الأقل حوالي 1.5 بوصة
(4 سم)</td></tr>
<tr><td>ارتداد جدار الصدر</td><td colspan="3">إعطاء فرصة لحوث ارتداد كامل للصدر بين الضغطات
غير اتجاه الضغط كل دقيقتين من قبل مقدمي الرعاية الصحية للمحترفين</td></tr>
<tr><td>فترات التوقف اثناء عمليات الضغط</td><td colspan="3">الحد من عمليات التوقف اثناء الضغط على الصدر
محاولة تقليل فترات التوقف الى اقل من 10 ثوان</td></tr>
<tr><td>المسلك الهوائي</td><td colspan="3">امالة الذقن ورفع الذقن (إذا لم يشك مقدم الرعاية الصحية المحترف في حدوث إصابة في الرقبة والعمود الفقري)</td></tr>
<tr><td>نسبة الضغط الى التهوية (إلى حين وضع المسلك الهوائي المتقدم)</td><td>2:30
مسعف واحد او اثنان</td><td colspan="2">30:2
مسعف وحد
15:2
مسعفان من مقدمي الرعاية الصحية المحترفين</td></tr>
<tr><td>عمليات التهوية: في حالة المنقذ غير متدرب او المنقذ المتدرب غير الخبير</td><td colspan="3">عمليات ضغط فقط</td></tr>
<tr><td>عمليات التهوية باستخدام المسلك الهوائي المتقدم (في حالة مقدم الرعاية الصحية المحترف)</td><td colspan="3">نفس واحد كل 6 إلى 8 ثواني (من 8 إلى 10 أنفاس / الدقيقة)
عدم التزامن مع عمليات الضغط على الصدر
حوالي ثانية واحدة لكل نفس
ارتفاع الصدر بشكل ملحوظ</td></tr>
<tr><td>إزالة الرجفان</td><td colspan="2">تركيب مزيل الرجفان الالي (AED) واستخدامه فور توفره، الحد من فترات التوقف خلال عمليات الضغط على الصدر قبل الصدم وبعده، استئناف الانعاش القلبي الرئوي مع البدء بعمليات الضغط بعد كل صدمة</td><td></td></tr>
</table>

الغصص (الاختناق) chocking

FBAO: foreign body airway obstruction

1 – انسداد مجرى الهواء للبالغين:

1. الانسداد الجزئي

من علاماته:

1. السعال
2. الكلام بطلب المساعدة مثلا

التصرف

1. التواصل الجيد مع المصاب
2. تشجيع المصاب على السعال

2-الانسداد الكلي

من علاماته:

1. العلامة العالمية للغصص
2. عدم القدرة على الكلام
3. عدم القدرة على السعال

التصرف

إذا كان الصاب واعي نفذ مناورة هيميلك

كرر العملية حتى خروج الجسم الأجنبي

في حال غياب الوعي

1. مدد المصاب على الأرض
2. اطلب المساعدة وجهاز **AED**
3. ابدأ بالإنعاش القلبي الرئوي **CPR** فورا

2-انسداد مجرى الهواء عند الأطفال:

يشبه تماما الانسداد عند البالغين مع ثني الركبتين على الأرض بما يناسب طول الطفل

3-انسداد مجرى الهواء عند الرضع:

إذا كان الرضيع واعي

التصرف

1. امسك الر ضيع واحمي راسه وضعه بوضعية مائلة للأسفل قليلا
2. قم ب **5** ضربات بين لوحي الكتف ثو اقلب الرضيع على يدك الثانية مع مراعاة حماية الرأس وطبق **5** ضغطات صدرية
3. كرر العملية حتى خروج الجسم الأجنبي

في حال فقدان الوعي

1. اطلب المساعدة فورا
2. ابدأ بـ **CPR**

أولا :لمحة تشريحية وفيزيولوجية عن القلب والدوران

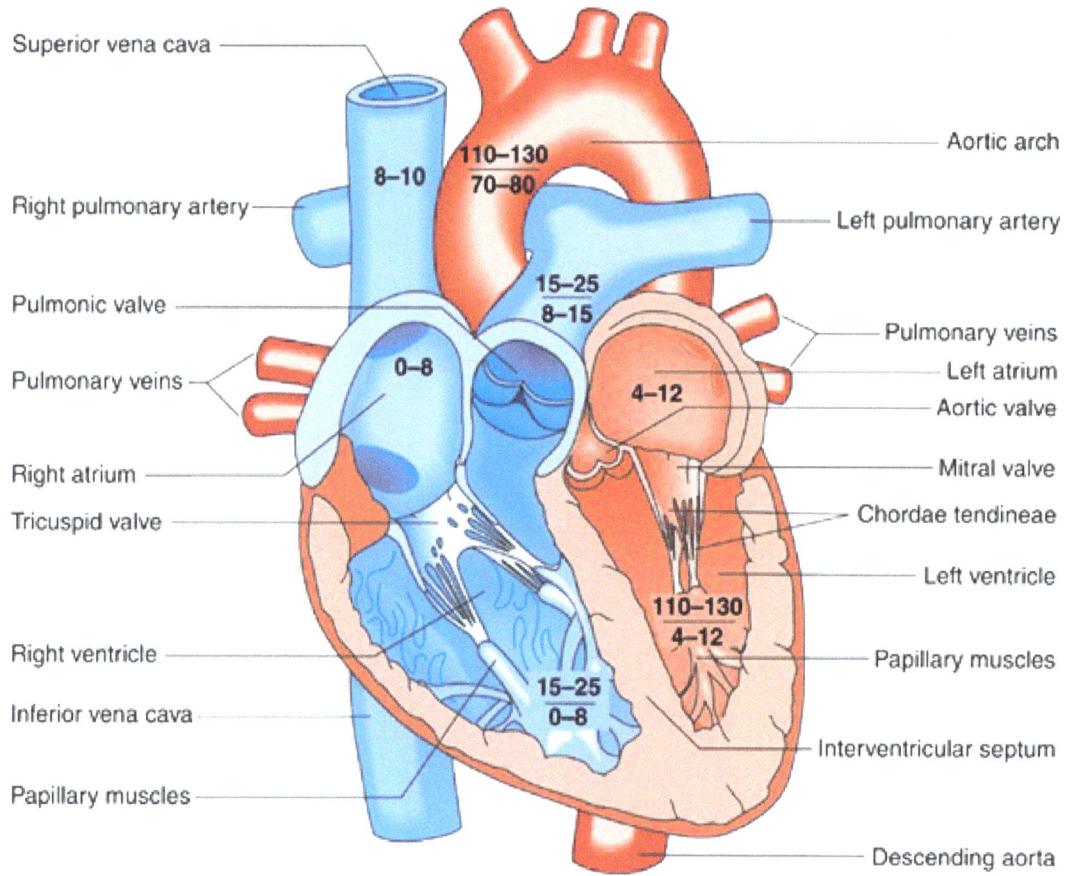

Superior vena cava

8–10

110–130
70–80

Right pulmonary artery

Aortic arch

Left pulmonary artery

Pulmonic valve

15–25
8–15

Pulmonary veins

Pulmonary veins

0–8

Left atrium

4–12

Aortic valve

Right atrium

Mitral valve

Tricuspid valve

Chordae tendineae

Left ventricle

110–130
4–12

Papillary muscles

Right ventricle

Inferior vena cava

15–25
0–8

Interventricular septum

Papillary muscles

Descending aorta

الجهاز القلبي الدوراني :

هو الجهاز الذي يؤمن نقل الدم وضخه باتجاه الأنسجة ومنها.

ويتضمن القلب والأوعية الصادرة منه والأوعية الواردة اليه.

والتي تنتظم بدورتين : دورة دموية كبرى ودورة دموية صغرى.

القلب

- **تعريف** :عضلة مجوفة وظيفتها ضخ الدم إلى الشرايين وتلقي الدم من الأوردة وهو مؤلف من –

اجواف تعنى الأذينتان التي تتلقى الدم والبطينان التي تدفع الدم .

الدورة الدموية الكبرى :

تبدأ من الأبهر الذي تنشأ منه شرايين تعطي فروع لكافة أنحاء الجسم كتغذية شريانية.

ثم يعود الدم عن طريق الوريدين الأجوف العلوي والسفلي إلى القلب.

– الدورة الدموية الصغرى :

هي دورة تبدأ عبر الجذع (الشريان) الرئوي الذي ينقل الدم غير المنقى من البطين الأيمن إلى الرئتين ثم يعود الدم بعد تنقيته عن طريق الأوردة الرئوية الأربعة إلى الأذينة اليسرى .

ثانيا: الموت

يقسم الموت من حيث الفترة الزمنية الى قسمين هما

- **الموت السريري clinical death**: الذي يبدأ من لحظة توقف القلب الى فترة 5-6 دقائق بدون وجود نبض او تنفس

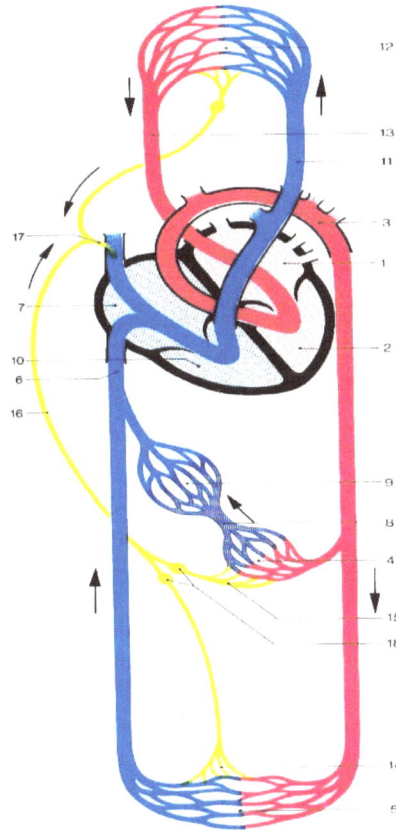

- **الموت البيولوجي biological death**: الذي يبدأ من 6-5 دقائق من توقف القلب وحتى 10 دقائق

ان من الهام تطبيق مهارة الإنعاش القلبي الرئوي فور كشف توقف القلب حيث انه في احدى الأبحاث في الولايات المتحدة تبين انه من كل 100 مريض توقف قلبي ينجو 90 اذا بدأنا بالمهارة خلال الـــ 10دقائق الأولى من توقف القلب اي ان نسبة رجوع المريض للحياة 90% وهي نسبة عالية وتستحق التعلم لهذه المهارة.

كيف انجز هذه المهارة بشكل صحيح هذا ما سنتعلمه في هذه المحاضرة

الإنعاش القلبي الرئوي (**CPR**)

نستخدم ترانبية **C-A-B-D**

C:circulation

A:airway

B:breathing

D:disability

لابد من التأكد من الوعي قبل اجراء الترانبية السابقة بمقياس **AVPU**

A:Alert

V:responsive to Verabal,Voice

P: responsive to Pain full

U:Unresponsive

الخطوة	الإجراء	ملاحظات
التأكد من الوعي	• التربيت على الأكتاف • مناداة المصاب • احداث الألم بالقَرص مثلا	قم بها بقوة

اذا لم يكن هناك استجابة أي (U) فعليك فورا :

4. تفعيل نظام الخدمات الطبية الطارئة **EMS** (الاتصال الباكر) وطلب احضار مزيل الرجفان الآلي **AED**

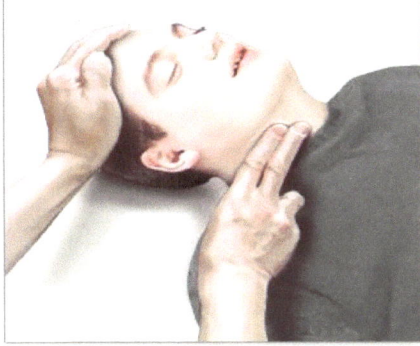

Check the
victim for
a pulse
A.D.A.M.

5. التأكد من النبض السباتي في الرقبة كما في الشكل : لمدة **10 -5** ثانية فقط

6. اذا وجد النبض والتنفس ضعه في وضعية الإفاقة كما في الشكل : اذا لم يكن هناك عائق كالإصابات الشديدة

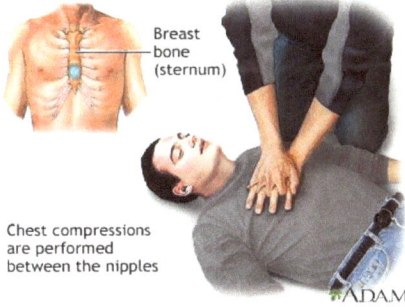

Breast
bone
(sternum)
Chest compressions
are performed
between the nipples
A.D.A.M.

3. اذا لم يوجد نبض فورا ابدا بالضغطات الصدرية بمعدل 30ضغطة – نفسين في الفم بعد الضغطات من الكتف مع الجلوس على الركبتين جانبا والعد مع الانتظام بالضغط 30 ضغطة ثم اعطاء نفسين من الفم مع اغلاق الأنف واسمح للصدر بالارتفاع بعد اعطاء النفس مدة كل نفس1 ثانية مع فتح مجرى الهواء و فتح مجرى الهواء كما في الشكل التالي:

(اذا لم يكن هناك أذية في الرقبة)

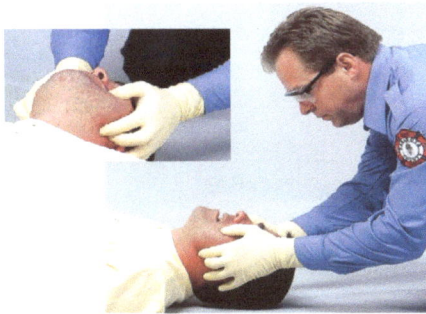

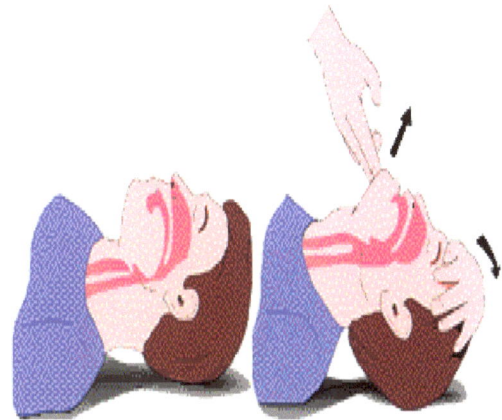

(اذا كان أذية في الرقبة أو كان مصابا)

نستمر بالضغط 30 ضغطة مقابل نفسين (دورة) بمعدل 5 دورات

4. بعد 5 دورات نتأكد من عودة النبض اذا لم يوجد نكرر 5 دورات حتى يرجع النبض أو الوصول للمشفى و بعد كل 5 دورات نتأكد من عودة النبض.

في حال عودة النبض ماذا أفعل ؟؟ بعد عودة النبض نتأكد من التنفس بواسطة النظر للصدر والسمع والإحساس بالخد اذا لم يوجد تنفس اعط نفس واحد فقط كل 5 ثواني ثم تأكد من عودة التنفس كل دقيقتين و بعودة النبض والتنفس نضعه بوضعية الإفاقة وقيم النبض والتنفس كل 5 دقائق مع الفحص التنفس

ملاحظة : اذا لم تكن ماهرا بتقنيات الإنعاش اعمل ضغطات صدرية فقط

استعمال مزيل الرجفان الآلي:

اذا تم احضار مزيل الرجفان الآلي استخدمه فورا و اتبع التعليمات

ملاحظات

8. استخدم اللصاقات ال **AED** المناسبة بشكل صحيح حسب الفئة العمرية

9. ابق بعيدا عن المصاب عندما يطلب منك الجهاز ذلك حيث انه يقوم بتحليل نظم القلب

10. استمر بالضغطات الصدرية بعد كل صدمة للقلب

11. ابق بعيدا عن المصاب عند إعطاء الصدمة الكهربائية

12. في حال وجود ماء عليك تجفيف منطقة الصدر

13. عند وجود ناظم خطى **Pacemaker** ابعد اللصاقة عنه 5 سم

14. عند وجود شعر كثيف اعمل على نزع الشعر باللصقات نفسها ثم استبدلها

ملاحظات

4. في حال توقف القلب المشاهد عند الأطفال والرضع اتصل أولا ثم قم بالإنعاش

5. في حال توقف القلب غير المشاهد عند الأطفال والرضع ابدأ أولا بالإنعاش 5 دورات ثم

Chain of survival

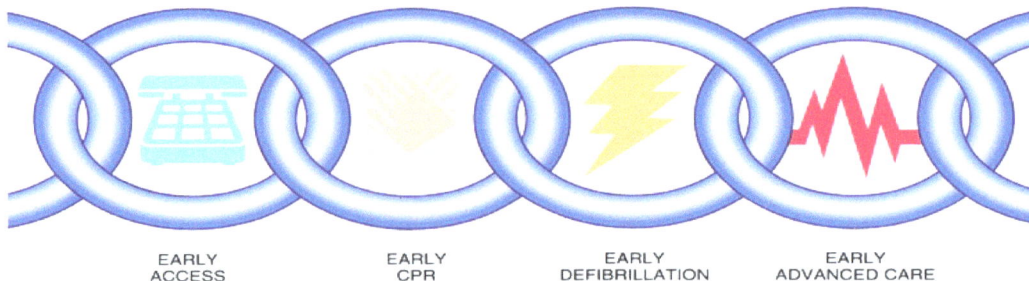

| EARLY | EARLY | EARLY | EARLY |
| ACCESS | CPR | DEFIBRILLATION | ADVANCED CARE |

سلسلة الإنقاذ

وهي سلسلة مؤلفة من أربع حلقات تفيد في ترتيب عمل تقني الطوارئ لإنقاذ الحياة وهي:

- الاتصال الباكر
- الإنعاش القلبي الرئوي الباكر CPR
- الصدم الكهربائي الباكر
- وصول فريق العناية المتقدم الباكر(البارا ميدك)

متى اتوقف عن الإنعاش:

- الإجهاد الشديد
- وصول فريق الـ ACLS
- الخطر في المكان
- عودة النبض والتنفس

العلامات الدالة على نجاح وفعالية CPR

- عودة النبض أو التنفس أو كلاهما
- عودة الوعي
- عودة اللون الطبيعي
- جس النبض السباتي مع كل ضغطة صدرية
- لا يوجد تمدد معدي
- تساوي في ارتفاع الصدر اثناء اعطاء التهوية
- عودة اللون الطبيعي

ملخص بالمكونات الرئيسية لإجراءات الإنعاش القلبي الرئوي للبالغين والأطفال والرضع

التـــــوصيـــــات

المكون	البالغون	الأطفال	الرضع
معرفة التعرف على الحالة	عدم الاستجابة (بالنسبة لجميع الاعمار)		
	انقطاع التنفس او التنفس بشكل غير طبيعي (كما في حالة اللهاث)	انقطاع التنفس او اللهاث فقط	
	عدم الإحساس بالنبض في غضون **10** ثوان لدى جميع الاعمار (في حالة مقدم الرعاية الصحية محترف)		
سلسلة إجراءات الإنعاش القلبي الرئوي	**C-A-B**		
معدل الضغط	من **100** إلى **120** في الدقيقة		
عمق الضغط	**2** بوصة على الأقل (**5** سم) مع تجنب الضغط أكثر من **2.4**بوصة (**6** سم)	ثلث القطر الأمامي الخلفي للصدر على الأقل حوالي **2**بوصة (**5** سم) تقريباً	ثلث القطر الأمامي الخلفي للصدر على الأقل حوالي **1.5** بوصة (**4** سم)
ارتداد جدار الصدر	إعطاء فرصة لحوث ارتداد كامل للصدر بين الضغطات غير اتجاه الضغط كل دقيقتين من قبل مقدمي الرعاية الصحية للمحترفين		
فترات التوقف اثناء عمليات الضغط	الحد من عمليات التوقف اثناء الضغط على الصدر محاولة تقليل فترات التوقف الى اقل من **10** ثوان		
المسلك الهوائي	امالة الذقن ورفع الذقن (إذا لم يشك مقدم الرعاية الصحية المحترف في حدوث إصابة في الرقبة والعمود الفقري)		
نسبة الضغط الى التهوية (إلى حين وضع المسلك الهوائي المتقدم)	**2:30** مسعف واحد او اثنان	**30:2** مسعف وحد **15:2** مسعفان من مقدمي الرعاية الصحية المحترفين	
عمليات التهوية: في حالة المنقذ غير متدرب او المنقذ المتدرب غير الخبير	عمليات ضغط فقط		
عمليات التهوية باستخدام المسلك الهوائي المتقدم (في حالة مقدم الرعاية الصحية المحترف)	نفس واحد كل **6** إلى **8** ثواني (من **8** إلى **10** أنفاس / الدقيقة) عدم التزامن مع عمليات الضغط على الصدر حوالي ثانية واحدة لكل نفس ارتفاع الصدر بشكل ملحوظ		
إزالة الرجفان	تركيب مزيل الرجفان الالي (**AED**) واستخدامه فور توفره، الحد من فترات التوقف خلال عمليات الضغط على الصدر قبل الصدم وبعده، استئناف الانعاش القلبي الرئوي مع البدء بعمليات الضغط بعد كل صدمة		

الغصص (الاختناق) chocking

FBAO: foreign body airway obstruction

1 – انسداد مجرى الهواء للبالغين:

2. الانسداد الجزئي

من علاماته:

3. السعال
4. الكلام بطلب المساعدة مثلا

التصرف

3. التواصل الجيد مع المصاب
4. تشجيع المصاب على السعال

2-الانسداد الكلي

من علاماته:

4. العلامة العالمية للغصص
5. عدم القدرة على الكلام
6. عدم القدرة على السعال

التصرف

إذا كان الصاب واعي نفذ مناورة هيميلك

كرر العملية حتى خروج الجسم الأجنبي

في حال غياب الوعي

4. مدد المصاب على الأرض
5. اطلب المساعدة وجهاز AED
6. ابدأ بالإنعاش القلبي الرئوي CPR فورا

2-انسداد مجرى الهواء عند الأطفال:

يشبه تماما الانسداد عند البالغين مع ثني الركبتين على الأرض بما يناسب طول الطفل

3-انسداد مجرى الهواء عند الرضع:

إذا كان الرضيع واعي

التصرف

4. امسك الر ضيع واحمي راسه وضعه بوضعية مائلة للأسفل قليلا

5. قم ب **5** ضربات بين لوحي الكتف ثو اقلب الرضيع على يدك الثانية مع مراعاة حماية الرأس وطبق **5** ضغطات صدرية

6. كرر العملية حتى خروج الجسم الأجنبي

في حال فقدان الوعي

3. اطلب المساعدة فورا

4. ابدأ بـ **CPR**

أولا: لمحة تشريحية وفيزيولوجية عن القلب والدوران

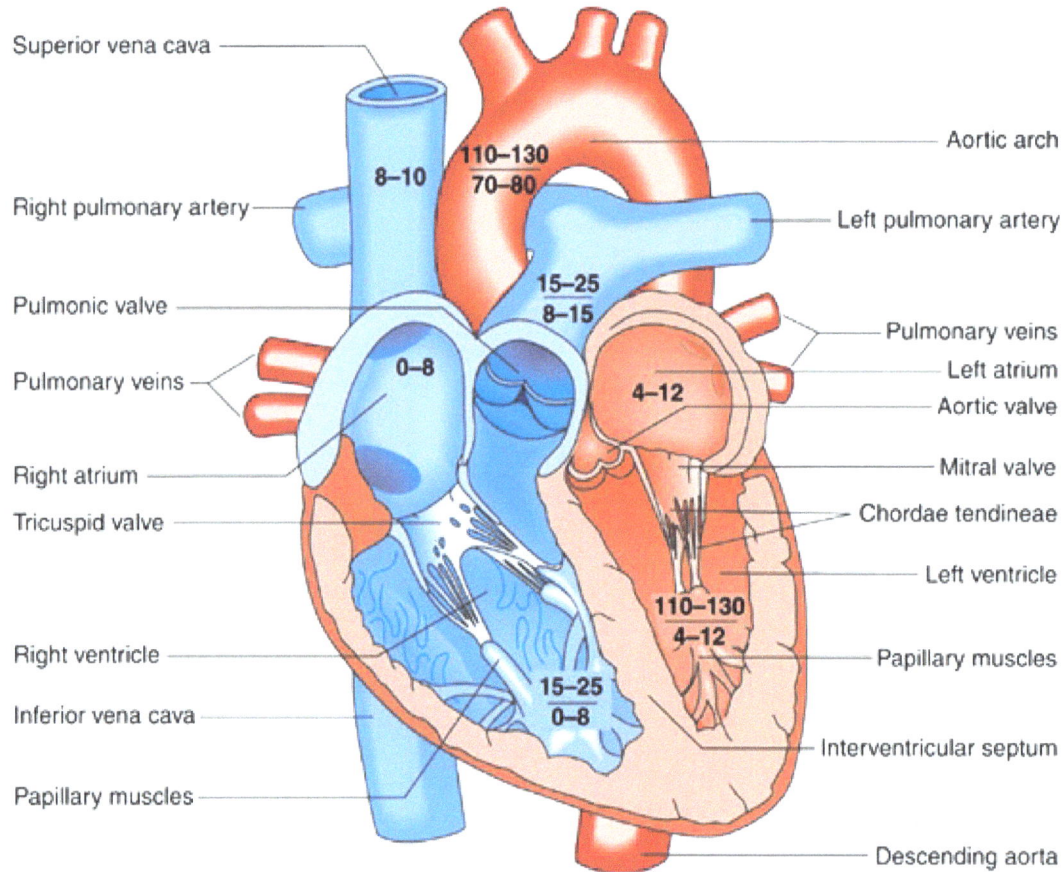

الجهاز القلبي الدوراني :

هو الجهاز الذي يؤمن نقل الدم وضخه باتجاه الأنسجة ومنها.

ويتضمن القلب والأوعية الصادرة منه والأوعية الواردة اليه.

والتي تنتظم بدورتين : دورة دموية كبرى ودورة دموية صغرى.

القلب

- **تعريف** :عضلة مجوفة وظيفتها ضخ الدم إلى الشرايين وتلقي الدم من الأوردة وهو مؤلف من –

اجواف تعنى الأذينتان التي تتلقى الدم والبطينان التي تدفع الدم .

الدورة الدموية الكبرى :

تبدأ من الأبهر الذي تنشأ منه شرايين تعطي فروع لكافة أنحاء الجسم كتغذية شريانية.

ثم يعود الدم عن طريق الوريدين الأجوف العلوي والسفلي إلى القلب.

– الدورة الدموية الصغرى :

هي دورة تبدأ عبر الجذع(الشريان) الرئوي الذي ينقل الدم غير المنقى من البطين الأيمن إلى الرئتين ثم يعود الدم بعد تنقيته عن طريق الأوردة الرئوية الأربعة إلى الأذينة اليسرى .

ثانيا: الموت

يقسم الموت من حيث الفترة الزمنية الى قسمين هما

- **الموت السريري clinical death**: الذي يبدأ من لحظة توقف القلب الى فترة 5-6 دقائق بدون وجود نبض او تنفس

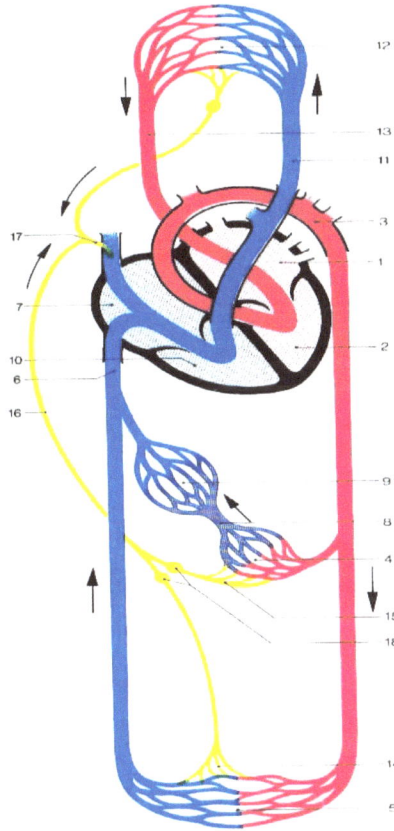

- **الموت البيولوجي biological death:** الذي يبدأ من 6-5 دقائق من توقف القلب وحتى 10 دقائق

ان من الهام تطبيق مهارة الإنعاش القلبي الرئوي فور كشف توقف القلب حيث انه في احدى الأبحاث في الولايات المتحدة تبين انه من كل 100 مريض توقف قلبي ينجو 90 اذا بدأنا بالمهارة خلال الـــ 10دقائق الأولى من توقف القلب اي ان نسبة رجوع المريض للحياة 90% وهي نسبة عالية وتستحق التعلم لهذه المهارة.

كيف انجز هذه المهارة بشكل صحيح هذا ما سنتعلمه في هذه المحاضرة

الإنعاش القلبي الرئوي **(CPR)**

نستخدم تراتبية **C-A-B-D**

C:circulation

A:airway

B:breathing

D:disability

لابد من التأكد من الوعي قبل اجراء التراتبية السابقة بمقياس **AVPU**

A:Alert

V:responsive to Verabal,Voice

P: responsive to Pain full

U:Unresponsive

الخطوة	الإجراء	ملاحظات
التأكد من الوعي	• التربيت على الأكتاف • مناداة المصاب • احداث الألم بالقَرص مثلا	قم بها بقوة

اذا لم يكن هناك استجابة أي (U) فعليك فورا :

7. تفعيل نظام الخدمات الطبية الطارئة **EMS** (الاتصال الباكر) وطلب احضار مزيل الرجفان الآلي **AED**

Check the victim for a pulse
A.D.A.M.

8. التأكد من النبض السباتي في الرقبة كما في الشكل : لمدة **10 -5** ثانية فقط
9. اذا وجد النبض والتنفس ضعه في وضعية الإفاقة كما في الشكل : اذا لم يكن هناك عائق كالإصابات الشديدة

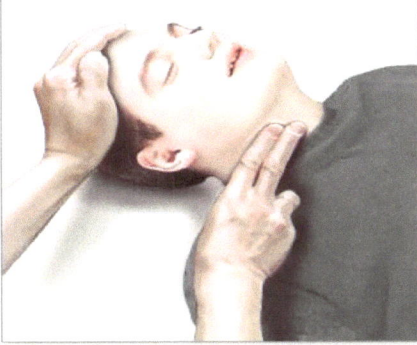

Breast bone (sternum)
Chest compressions are performed between the nipples
A.D.A.M.

5. اذا لم يوجد نبض فورا ابدا بالضغطات الصدرية بمعدل **30**ضغطة - نفسين في الفم بعد الضغطات من الكتف مع الجلوس على الركبتين جانبا والعد مع الانتظام بالضغط **30** ضغطة ثم اعطاء نفسين من الفم مع اغلاق الأنف واسمح للصدر بالارتفاع بعد اعطاء النفس مدة كل نفس**1** ثانية مع فتح مجرى الهواء و فتح مجرى الهواء كما في الشكل التالي:

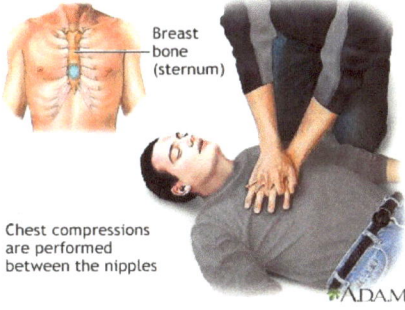

(اذا لم يكن هناك أذية في الرقبة)

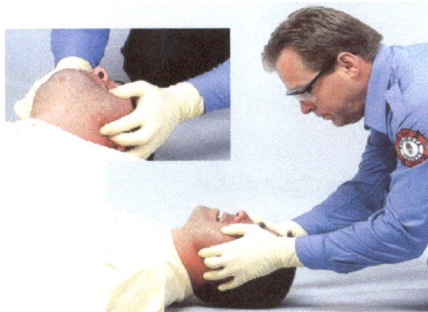

(اذا كان أذية في الرقبة أو كان مصابا)

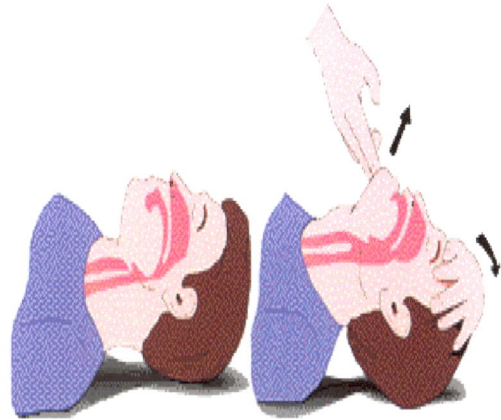

نستمر بالضغط **30** ضغطة مقابل نفسين (دورة) بمعدل **5** دورات

6. **بعد** 5 دورات **نتأكد من عودة النبض اذا لم يوجد نكرر 5** دورات **حتى يرجع النبض أو الوصول** للمشفى و**بعد كل 5** دورات **نتأكد من عودة النبض.**

في حال عودة النبض ماذا أفعل ؟؟ **بعد** عودة النبض **نتأكد من** التنفس **بواسطة النظر** للصدر والسمع والإحساس **بالخد** اذا **لم يوجد** تنفس اعط **نفس** واحد فقط **كل 5 ثواني ثم تأكد من** عودة التنفس كل دقيقتين و بعودة النبض والتنفس نضعه **بوضعية** الإفاقة **وقيم** النبض والتنفس كل **5** دقائق مع الفحص التنفس

ملاحظة : اذا لم تكن ماهرا بتقنيات الإنعاش اعمل ضغطات صدرية فقط

استعمال مزيل الرجفان الآلي:

اذا تم احضار مزيل الرجفان الآلي استخدمه فورا و اتبع التعليمات

ملاحظات

15. استخدم اللصاقات ال **AED** المناسبة بشكل صحيح حسب الفئة العمرية
16. ابق بعيدا عن المصاب عندما يطلب منك الجهاز ذلك حيث انه يقوم بتحليل نظم القلب
17. استمر بالضغطات الصدرية بعد كل صدمة للقلب
18. ابق بعيدا عن المصاب عند إعطاء الصدمة الكهربائية
19. في حال وجود ماء عليك تجفيف منطقة الصدر
20. عند وجود ناظم خطى **Pacemaker** ابعد اللصاقة عنه **5** سم
21. عند وجود شعر كثيف اعمل على نزع الشعر باللصقات نفسها ثم استبدلها

ملاحظات

7. في حال توقف القلب المشاهد عند الأطفال والرضع اتصل أولا ثم قم بالإنعاش
8. في حال توقف القلب غير المشاهد عند الأطفال والرضع ابدأ أولا بالإنعاش 5 دورات ثم اتصل بالمساعدة
9. في جال توقف القلب المشاهد عند البالغين بوجود جهاز **AED**ابدأ بتوصيله فورا

Chain of Survival

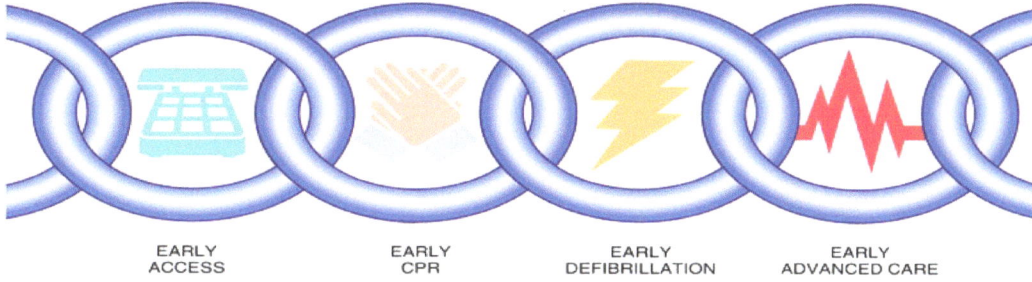

EARLY ACCESS   EARLY CPR   EARLY DEFIBRILLATION   EARLY ADVANCED CARE

سلسلة الإنقاذ

وهي سلسلة مؤلفة من أربع حلقات تفيد في ترتيب عمل تقني الطوارئ لإنقاذ الحياة وهي:

- الاتصال الباكر
- الإنعاش القلبي الرئوي الباكر CPR
- الصدم الكهربائي الباكر
- وصول فريق العناية المتقدم الباكر(البارا ميدك)

متى اتوقف عن الإنعاش:

- الإجهاد الشديد
- وصول فريق الــ ACLS
- الخطر في المكان
- عودة النبض والتنفس

العلامات الدالة على نجاح وفعالية CPR

- عودة النبض أو التنفس أو كلاهما
- عودة الوعي
- عودة اللون الطبيعي
- جس النبض السباتي مع كل ضغطة صدرية
- لا يوجد تمدد معدي
- تساوي في ارتفاع الصدر اثناء اعطاء التهوية
- عودة اللون الطبيعي

المكون	البالغون	الأطفال	الرضع
معرفة التعرف على الحالة	عدم الاستجابة (بالنسبة لجميع الاعمار)		
	انقطاع التنفس او التنفس بشكل غير طبيعي (كما في حالة اللهاث)	انقطاع التنفس او اللهاث فقط	
	عدم الإحساس بالنبض في غضون **10** ثوان لدى جميع الاعمار (في حالة مقدم الرعاية الصحية محترف)		
سلسلة إجراءات الإنعاش القلبي الرئوي	**C-A-B**		
معدل الضغط	من **100** إلى **120** في الدقيقة		
عمق الضغط	**2** بوصة على الأقل (**5** سم) مع تجنب الضغط أكثر من **2.4**بوصة (**6** سم)	ثلث القطر الأمامي الخلفي للصدر على الأقل حوالي **2**بوصة (**5** سم) تقريباً	ثلث القطر الأمامي الخلفي للصدر على الأقل حوالي **1.5** بوصة (**4** سم)
ارتداد جدار الصدر	إعطاء فرصة لحوث ارتداد كامل للصدر بين الضغطات غير اتجاه الضغط كل دقيقتين من قبل مقدمي الرعاية الصحية للمحترفين		
فترات التوقف اثناء عمليات الضغط	الحد من عمليات التوقف اثناء الضغط على الصدر محاولة تقليل فترات التوقف الى اقل من **10** ثوان		
المسلك الهوائي	امالة الذقن ورفع الذقن (إذا لم يشك مقدم الرعاية الصحية المحترف في حدوث إصابة في الرقبة والعمود الفقري)		
نسبة الضغط الى التهوية (إلى حين وضع المسلك الهوائي المتقدم)	**2:30** مسعف واحد او اثنان	**30:2** مسعف وحد **15:2** مسعفان من مقدمي الرعاية الصحية المحترفين	
عمليات التهوية: في حالة المنقذ غير متدرب او المنقذ المتدرب غير الخبير	عمليات ضغط فقط		
عمليات التهوية باستخدام المسلك الهوائي المتقدم (في حالة مقدم الرعاية الصحية المحترف)	نفس واحد كل **6** إلى **8** ثواني (من **8** إلى **10** أنفاس / الدقيقة) عدم التزامن مع عمليات الضغط على الصدر حوالي ثانية واحدة لكل نفس ارتفاع الصدر بشكل ملحوظ		
إزالة الرجفان	تركيب مزيل الرجفان الالي (AED) واستخدامه فور توفره، الحد من فترات التوقف خلال عمليات الضغط على الصدر قبل الصدم وبعده، استئناف الانعاش القلبي الرئوي مع البدء بعمليات الضغط بعد كل صدمة		

ملخص بالمكونات الرئيسية لإجراءات الإنعاش القلبي الرئوي للبالغين والأطفال والرضع

FBAO: foreign body airway obstruction

1 – انسداد مجرى الهواء للبالغين:

3. الانسداد الجزئي

من علاماته:

5. السعال
6. الكلام بطلب المساعدة مثلا

التصرف

5. التواصل الجيد مع المصاب
6. تشجيع المصاب على السعال

2-الانسداد الكلي

من علاماته:

7. العلامة العالمية للغصص
8. عدم القدرة على الكلام
9. عدم القدرة على السعال

التصرف

إذا كان الصاب واعي نفذ مناورة هيميلك

كرر العملية حتى خروج الجسم الأجنبي

في حال غياب الوعي

7. مدد المصاب على الأرض
8. اطلب المساعدة وجهاز **AED**
9. ابدأ بالإنعاش القلبي الرئوي **CPR** فورا

2-انسداد مجرى الهواء عند الأطفال:

يشبه تماما الانسداد عند البالغين مع ثني الركبتين على الأرض بما يناسب طول الطفل

3-انسداد مجرى الهواء عند الرضع:

إذا كان الرضيع واعي

التصرف

7. امسك الر ضيع واحمي راسه وضعه بوضعية مائلة للأسفل قليلا

8. قم ب **5** ضربات بين لوحي الكتف ثو اقلب الرضيع على يدك الثانية مع مراعاة حماية الرأس وطبق **5** ضغطات صدرية

9. كرر العملية حتى خروج الجسم الأجنبي

في حال فقدان الوعي

5. اطلب المساعدة فورا

6. ابدأ بـ **CPR**

أولا :لمحة تشريحية وفيزيولوجية عن القلب والدوران

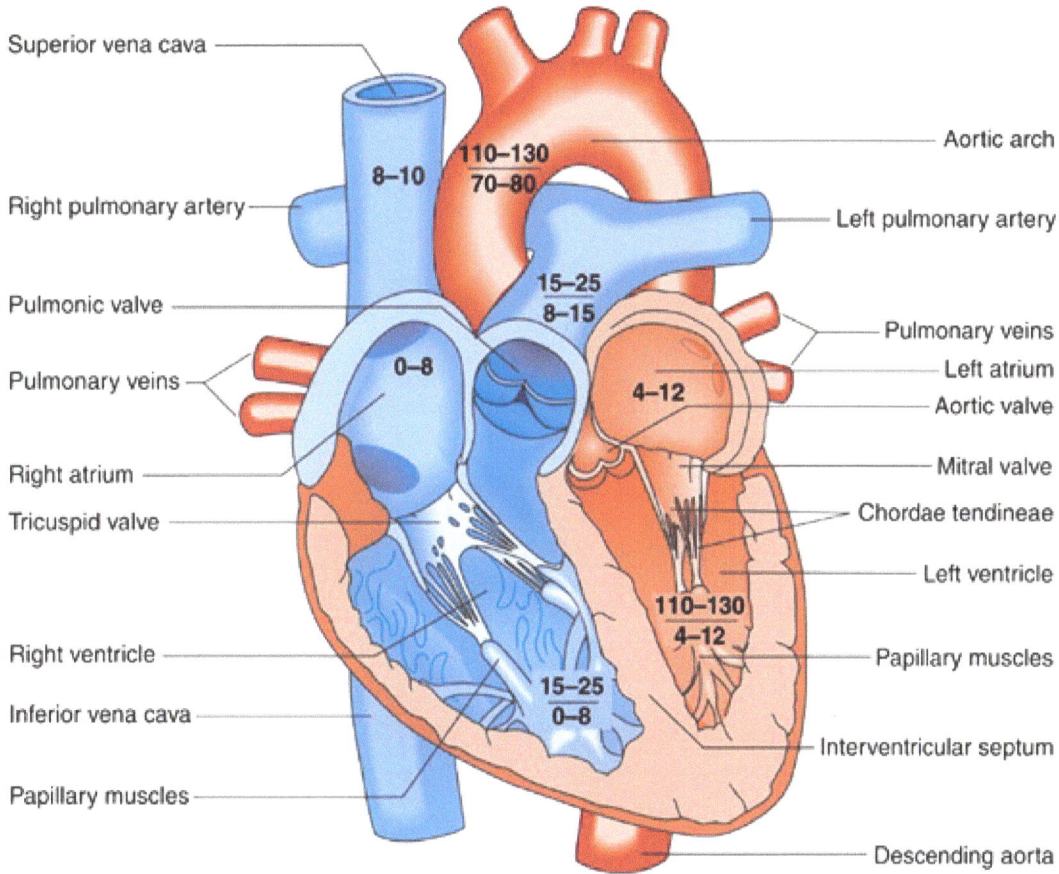

الجهاز القلبي الدوراني :

هو الجهاز الذي يؤمن نقل الدم وضخه باتجاه الأنسجة ومنها.

ويتضمن القلب والأوعية الصادرة منه والأوعية الواردة اليه.

والتي تنتظم بدورتين : دورة دموية كبرى ودورة دموية صغرى.

القلب

- **تعريف** :عضلة مجوفة وظيفتها ضخ الدم إلى الشرايين وتلقي الدم من الأوردة وهو

مؤلف من —

اجواف تعنى الأذينتان التي تتلقى الدم والبطينان التي تدفع الدم .

الدورة الدموية الكبرى :

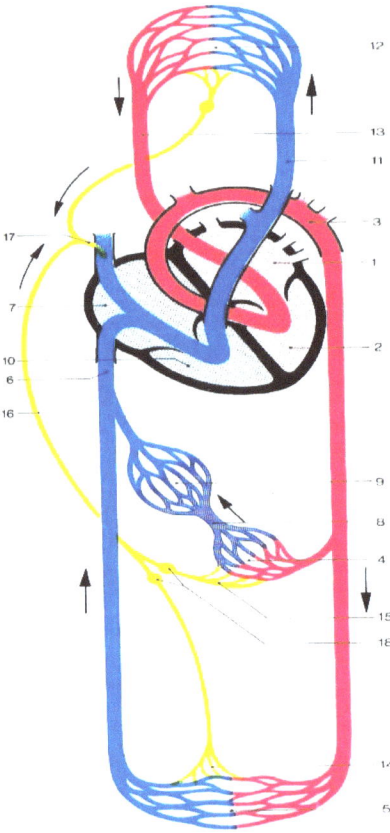

تبدأ من الأبهر الذي تنشأ منه شرايين تعطي فروع لكافة
أنحاء الجسم كتغذية شريانية.

ثم يعود الدم عن طريق الوريدين الأجوف العلوي والسفلي
إلى القلب.

— الدورة الدموية الصغرى :

هي دورة تبدأ عبر الجذع(الشريان) الرئوي الذي ينقل الدم
غير المنقى من البطين الأيمن إلى الرئتين ثم يعود الدم بعد
تنقيته عن طريق الأوردة الرئوية الأربعة إلى الأذينة اليسرى .

ثانيا: الموت

يقسم الموت من حيث الفترة الزمنية الى قسمين هما

- **الموت السريري clinical death**: الذي يبدأ من لحظة توقف القلب الى فترة 5-6

دقائق بدون وجود نبض او تنفس

- **الموت البيولوجي biological death**: الذي يبدأ من **5-6** دقائق من توقف القلب وحتى **10** دقائق

ان من الهام تطبيق مهارة الإنعاش القلبي الرئوي فور كشف توقف القلب حيث انه في احدى الأبحاث في الولايات المتحدة تبين انه من كل **100** مريض توقف قلبي ينجو **90** اذا بدأنا بالمهارة خلال الـ **10**دقائق الأولى من توقف القلب اي ان نسبة رجوع المريض للحياة **90%** وهي نسبة عالية وتستحق التعلم لهذه المهارة.

كيف انجز هذه المهارة بشكل صحيح هذا ما سنتعلمه في هذه المحاضرة

الإنعاش القلبي الرئوي **(CPR)**

نستخدم تراتبية **C-A-B-D**

C:circulation

A:airway

B:breathing

D:disability

لابد من التأكد من الوعي قبل اجراء التراتبية السابقة بمقياس **AVPU**

A:Alert

V:responsive to Verabal,Voice

P: responsive to Pain full

U:Unresponsive

الخطوة	الإجراء	ملاحظات
التأكد من الوعي	• التربيت على الأكتاف • مناداة المصاب • احداث الألم بالقَرص مثلا	قم بها بقوة

اذا لم يكن هناك استجابة أي (**U**) فعليك فورا :

10. تفعيل نظام الخدمات الطبية الطارئة **EMS** (الاتصال الباكر) وطلب احضار مزيل الرجفان الآلي **AED**

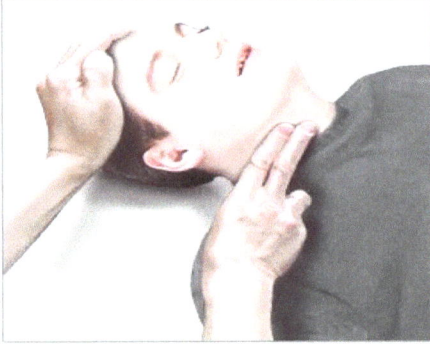

Check the victim for a pulse
ADAM.

11. التأكد من النبض السباتي في الرقبة كما في الشكل : لمدة 10 -5 ثانية فقط

12. اذا وجد النبض والتنفس ضعه في وضعية الإفاقة كما في الشكل : اذا لم يكن هناك عائق كالإصابات الشديدة

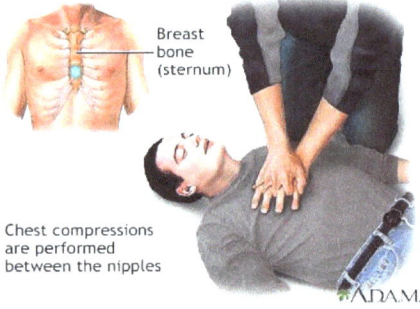

Breast bone (sternum)
Chest compressions are performed between the nipples
ADAM.

7. اذا لم يوجد نبض فورا ابدا بالضغطات الصدرية بمعدل 30ضغطة – نفسين في الفم بعد الضغطات من الكتف مع الجلوس على الركبتين جانبا والعد مع الانتظام بالضغط 30 ضغطة ثم اعطاء نفسين من الفم مع اغلاق الأنف واسمح للصدر بالارتفاع بعد اعطاء النفس مدة كل نفس1 ثانية مع فتح مجرى الهواء و فتح مجرى الهواء كما في الشكل التالي:

(اذا لم يكن هناك أذية في الرقبة)

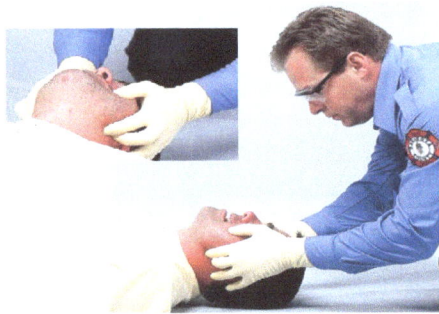

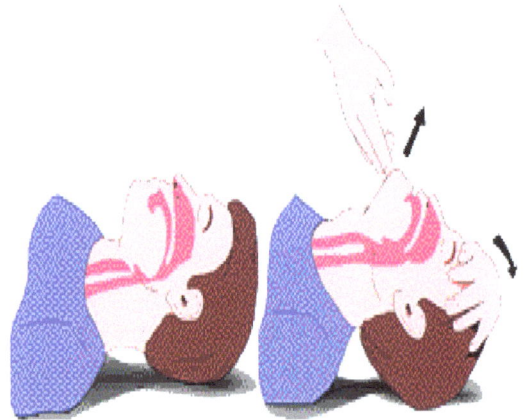

(اذا كان أذية في الرقبة أو كان مصابا)

نستمر بالضغط **30** ضغطة مقابل نفسين (دورة) بمعدل **5** دورات

8. **بعد** 5 دورات **نتأكد من عودة النبض اذا لم يوجد نكرر 5** دورات **حتى يرجع النبض أو الوصول للمشفى** و**بعد كل 5** دورات **نتأكد من عودة النبض.**

في حال عودة النبض ماذا أفعل ؟؟ بعد عودة النبض نتأكد من التنفس بواسطة النظر للصدر والسمع والإحساس بالخد اذا لم يوجد تنفس اعط نفس واحد فقط كل **5** ثواني ثم تأكد من عودة التنفس كل دقيقتين و بعودة النبض والتنفس نضعه بوضعية الإفاقة وقيم النبض والتنفس كل **5** دقائق مع الفحص التنفس

ملاحظة : اذا لم تكن ماهرا بتقنيات الإنعاش اعمل ضغطات صدرية فقط

استعمال مزيل الرجفان الآلي:

اذا تم احضار مزيل الرجفان الآلي استخدمه فورا و اتبع التعليمات

ملاحظات

22. استخدم اللصاقات ال **AED** المناسبة بشكل صحيح حسب الفئة العمرية
23. ابق بعيدا عن المصاب عندما يطلب منك الجهاز ذلك حيث انه يقوم بتحليل نظم القلب
24. استمر بالضغطات الصدرية بعد كل صدمة للقلب
25. ابق بعيدا عن المصاب عند إعطاء الصدمة الكهربائية
26. في حال وجود ماء عليك تجفيف منطقة الصدر
27. عند وجود ناظم خطى **Pacemaker** ابعد اللصاقة عنه **5** سم
28. عند وجود شعر كثيف اعمل على نزع الشعر باللصقات نفسها ثم استبدلها

ملاحظات

10. في حال توقف القلب المشاهد عند الأطفال والرضع اتصل أولا ثم قم بالإنعاش
11. في حال توقف القلب غير المشاهد عند الأطفال والرضع ابدأ أولا بالإنعاش 5 دورات ثم اتصل بالمساعدة
12. في جال توقف القلب المشاهد عند البالغين بوجود جهاز **AED**ابدأ بتوصيله فورا

Chain of Survival

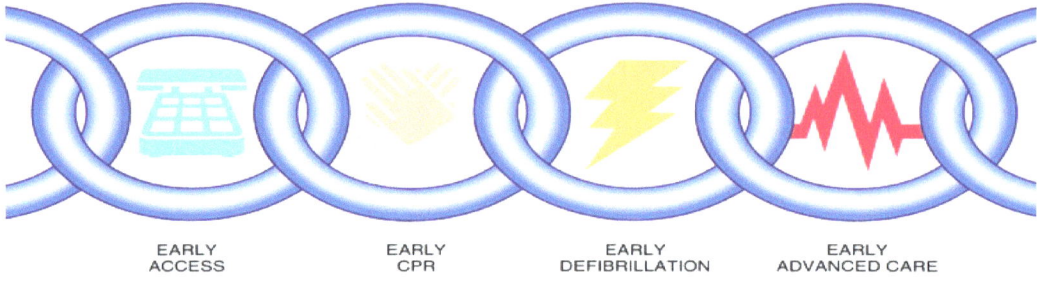

EARLY ACCESS   EARLY CPR   EARLY DEFIBRILLATION   EARLY ADVANCED CARE

وهي سلسلة مؤلفة من أربع حلقات تفيد في ترتيب عمل تقني الطوارئ لإنقاذ الحياة وهي:

- الاتصال الباكر
- الإنعاش القلبي الرئوي الباكرCPR
- الصدم الكهربائي الباكر
- وصول فريق العناية المتقدم الباكر(البارا ميدك)

متى اتوقف عن الإنعاش:

- الإجهاد الشديد
- وصول فريق الـACLS
- الخطر في المكان
- عودة النبض والتنفس

العلامات الدالة على نجاح وفعالية CPR

- عودة النبض أو التنفس أو كلاهما
- عودة الوعي
- عودة اللون الطبيعي
- جس النبض السباتي مع كل ضغطة صدرية
- لا يوجد تمدد معدي
- تساوي في ارتفاع الصدر اثناء اعطاء التهوية
- عودة اللون الطبيعي

ملخص بالمكونات الرئيسية لإجراءات الإنعاش القلبي الرئوي للبالغين والأطفال والرضع

التـــــــوصيـــــــات			
المكون	**البالغون**	**الأطفال**	**الرضع**
معرفة التعرف على الحالة	عدم الاستجابة (بالنسبة لجميع الاعمار)		
	انقطاع التنفس او التنفس بشكل غير طبيعي (كما في حالة اللهاث)	انقطاع التنفس او اللهاث فقط	
	عدم الإحساس بالنبض في غضون **10** ثوان لدى جميع الاعمار (في حالة مقدم الرعاية الصحية محترف)		
سلسلة إجراءات الإنعاش القلبي الرئوي	**C-A-B**		
معدل الضغط	من **100** إلى **120** في الدقيقة		
عمق الضغط	**2** بوصة على الأقل (**5** سم) مع تجنب الضغط أكثر من **2.4**بوصة (**6** سم)	ثلث القطر الأمامي الخلفي للصدر على الأقل حوالي **2**بوصة (**5** سم) تقريباً	ثلث القطر الأمامي الخلفي للصدر على الأقل حوالي **1.5** بوصة (**4** سم)
ارتداد جدار الصدر	إعطاء فرصة لحوث ارتداد كامل للصدر بين الضغطات غير اتجاه الضغط كل دقيقتين من قبل مقدمي الرعاية الصحية للمحترفين		
فترات التوقف اثناء عمليات الضغط	الحد من عمليات التوقف اثناء الضغط على الصدر محاولة تقليل فترات التوقف الى اقل من **10** ثوان		
المسلك الهوائي	امالة الذقن ورفع الذقن (إذا لم يشك مقدم الرعاية الصحية المحترف في حدوث إصابة في الرقبة والعمود الفقري)		
نسبة الضغط الى التهوية (إلى حين وضع المسلك الهوائي المتقدم)	**2:30** مسعف واحد او اثنان	**30:2** مسعف وحد **15:2** مسعفان من مقدمي الرعاية الصحية المحترفين	
عمليات التهوية: في حالة المنقذ غير متدرب او المنقذ المتدرب غير الخبير	عمليات ضغط فقط		
عمليات التهوية باستخدام المسلك الهوائي المتقدم (في حالة مقدم الرعاية الصحية المحترف)	نفس واحد كل **6** إلى **8** ثواني (من **8** إلى **10** أنفاس / الدقيقة) عدم التزامن مع عمليات الضغط على الصدر حوالي ثانية واحدة لكل نفس ارتفاع الصدر بشكل ملحوظ		
إزالة الرجفان	تركيب مزيل الرجفان الالي (**AED**) واستخدامه فور توفره، الحد من فترات التوقف خلال عمليات الضغط على الصدر قبل الصدم وبعده، استئناف الانعاش القلبي الرئوي مع البدء بعمليات الضغط بعد كل صدمة		

الغصص (الاختناق) chocking

FBAO: foreign body airway obstruction

1 – انسداد مجرى الهواء للبالغين:

4. الانسداد الجزئي

من علاماته:

7. السعال
8. الكلام بطلب المساعدة مثلا

التصرف

7. التواصل الجيد مع المصاب
8. تشجيع المصاب على السعال

2-الانسداد الكلي

من علاماته:

10. العلامة العالمية للغصص
11. عدم القدرة على الكلام
12. عدم القدرة على السعال

التصرف

إذا كان الصاب واعي نفذ مناورة هيميلك

كرر العملية حتى خروج الجسم الأجنبي

في حال غياب الوعي

10. مدد المصاب على الأرض
11. اطلب المساعدة وجهاز AED
12. ابدأ بالإنعاش القلبي الرئوي CPR فورا

2-انسداد مجرى الهواء عند الأطفال:

يشبه تماما الانسداد عند البالغين مع ثني الركبتين على الأرض بما يناسب طول الطفل

3-انسداد مجرى الهواء عند الرضع:

إذا كان الرضيع واعي

التصرف

10. امسك الرضيع واحمي راسه وضعه بوضعية مائلة للأسفل قليلا

11. قم بـ **5** ضربات بين لوحي الكتف ثو اقلب الرضيع على يدك الثانية مع مراعاة حماية الرأس وطبق **5** ضغطات صدرية

12. كرر العملية حتى خروج الجسم الأجنبي

في حال فقدان الوعي

7. اطلب المساعدة فورا

8. ابدأ بـ **CPR**

أولا :لمحة تشريحية وفيزيولوجية عن القلب والدوران

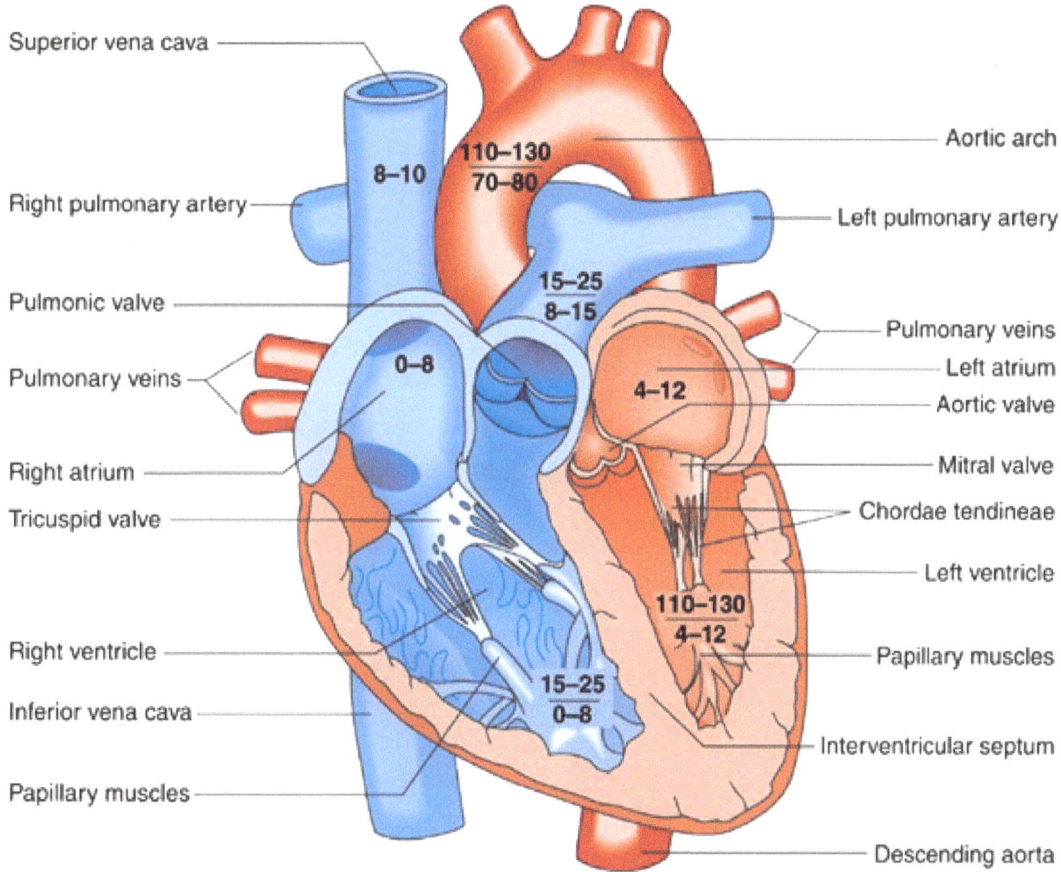

الجهاز القلبي الدوراني :

هو الجهاز الذي يؤمن نقل الدم وضخه باتجاه الأنسجة ومنها.

ويتضمن القلب والأوعية الصادرة منه والأوعية الواردة اليه.

والتي تنتظم بدورتين : دورة دموية كبرى ودورة دموية صغرى.

القلب

- تعريف :عضلة مجوفة وظيفتها ضخ الدم إلى الشرايين وتلقي الدم من الأوردة وهو مؤلف من –

اجواف تعنى الأذينتان التي تتلقى الدم والبطينان التي تدفع الدم .

الدورة الدموية الكبرى :

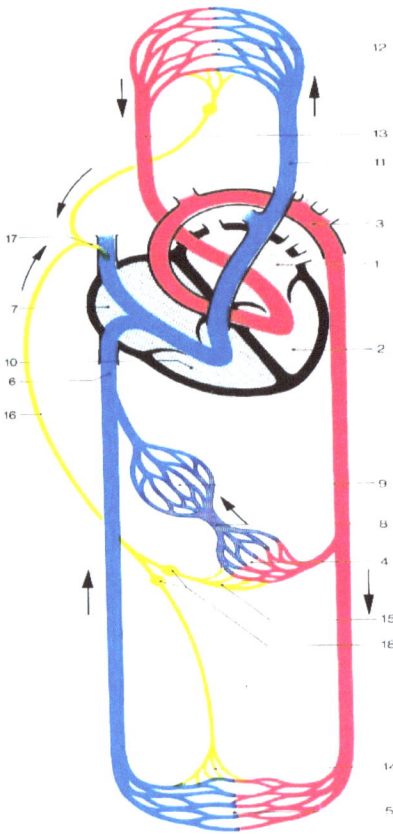

تبدأ من الأبهر الذي تنشأ منه شرايين تعطي فروع لكافة أنحاء الجسم كتغذية شربانية.

ثم يعود الدم عن طريق الوريدين الأجوف العلوي والسفلي إلى القلب.

– الدورة الدموية الصغرى :

هي دورة تبدأ عبر الجذع(الشريان) الرئوي الذي ينقل الدم غير المنقى من البطين الأيمن إلى الرئتين ثم يعود الدم بعد تنقيته عن طريق الأوردة الرئوية الأربعة إلى الأذينة اليسرى .

ثانيا: الموت

يقسم الموت من حيث الفترة الزمنية الى قسمين هما

- **الموت السريري clinical death:** الذي يبدأ من لحظة توقف القلب الى فترة 5-6 دقائق بدون وجود نبض او تنفس

- **الموت البيولوجي biological death**: الذي يبدأ من 5-6 دقائق من توقف القلب وحتى 10 دقائق

ان من الهام تطبيق مهارة الإنعاش القلبي الرئوي فور كشف توقف القلب حيث انه في احدى الأبحاث في الولايات المتحدة تبين انه من كل **100** مريض توقف قلبي ينجو **90** اذا بدأنا بالمهارة خلال الـــ **10**دقائق الأولى من توقف القلب اي ان نسبة رجوع المريض للحياة **90%** وهي نسبة عالية وتستحق التعلم لهذه المهارة.

كيف انجز هذه المهارة بشكل صحيح هذا ما سنتعلمه في هذه المحاضرة

الإنعاش القلبي الرئوي **(CPR)**

نستخدم تراتبية **C-A-B-D**

C:circulation

A:airway

B:breathing

D:disability

لابد من التأكد من الوعي قبل اجراء التراتبية السابقة بمقياس **AVPU**

A:Alert

V:responsive to Verabal,Voice

P: responsive to Pain full

U:Unresponsive

الخطوة	الإجراء	ملاحظات
التأكد من الوعي	• التربيت على الأكتاف • مناداة المصاب • احداث الألم بالقَرص مثلا	قم بها بقوة

اذا لم يكن هناك استجابة أي (U) فعليك فورا :

13. تفعيل نظام الخدمات الطبية الطارئة **EMS** (الاتصال الباكر) وطلب احضار مزيل الرجفان الآلي **AED**

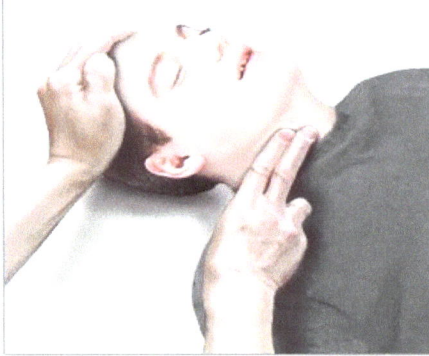

Check the victim for a pulse

14. التأكد من النبض السباتي في الرقبة كما في الشكل : لمدة 10 -5 ثانية فقط

15. اذا وجد النبض والتنفس ضعه في وضعية الإفاقة كما في الشكل : اذا لم يكن هناك عائق كالإصابات الشديدة

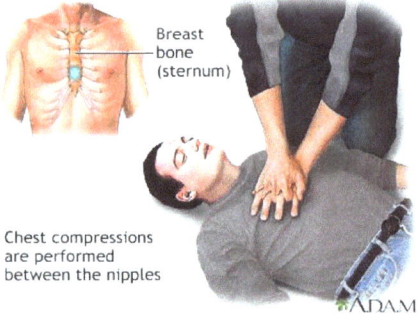

9. اذا لم يوجد نبض فورا ابدا بالضغطات الصدرية بمعدل 30ضغطة – نفسين في الفم بعد الضغطات من الكتف مع الجلوس على الركبتين جانبا والعد مع الانتظام بالضغط 30 ضغطة ثم اعطاء نفسين من الفم مع اغلاق الأنف واسمح للصدر بالارتفاع بعد اعطاء النفس مدة كل نفس1 ثانية مع فتح مجرى الهواء و فتح مجرى الهواء كما في الشكل التالي:

Chest compressions are performed between the nipples

(اذا لم يكن هناك أذية في الرقبة)

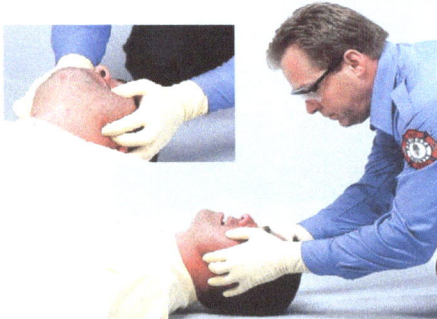

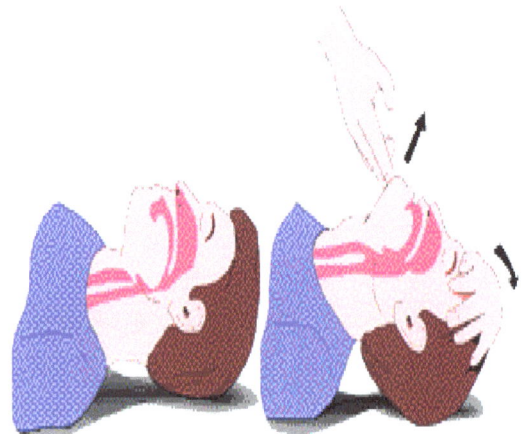

(اذا كان أذية في الرقبة أو كان مصابا)

نستمر بالضغط **30** ضغطة مقابل نفسين (دورة) بمعدل **5** دورات

10. **بعد** 5 دورات **نتأكد من عودة النبض اذا لم يوجد نكرر 5** دورات **حتى يرجع النبض** أو الوصول للمشفى و**بعد كل 5** دورات **نتأكد من عودة النبض.**

في حال عودة النبض ماذا أفعل ؟؟ **بعد عودة النبض نتأكد من التنفس بواسطة النظر** للصدر والسمع والإحساس بالخد اذا **لم يوجد** تنفس **اعط نفس** واحد **فقط كل 5** ثواني **ثم تأكد من** عودة **التنفس كل** دقيقتين و **بعودة** النبض والتنفس **نضعه بوضعية** الإفاقة **وقيم النبض** والتنفس **كل 5** دقائق **مع** الفحص التنفس

ملاحظة : اذا لم تكن ماهرا بتقنيات الإنعاش اعمل ضغطات صدرية فقط

استعمال مزيل الرجفان الآلي:

اذا تم احضار **مزيل** الرجفان الآلي استخدمه **فورا** و اتبع التعليمات

ملاحظات

29. استخدم اللصاقات ال **AED** المناسبة بشكل صحيح حسب الفئة العمرية
30. ابق بعيدا عن المصاب عندما يطلب منك الجهاز ذلك حيث انه يقوم بتحليل نظم القلب
31. استمر بالضغطات الصدرية **بعد كل صدمة** للقلب
32. ابق بعيدا عن المصاب عند إعطاء الصدمة الكهربائية
33. في حال وجود ماء عليك تجفيف منطقة الصدر
34. عند وجود ناظم خطى **Pacemaker** ابعد اللصاقة عنه **5** سم
35. عند وجود شعر كثيف اعمل على نزع الشعر باللصقات نفسها ثم استبدلها

ملاحظات

13. في حال توقف القلب المشاهد عند الأطفال والرضع اتصل أولا ثم قم بالإنعاش
14. في حال توقف القلب غير المشاهد عند الأطفال والرضع ابدأ أولا بالإنعاش 5 دورات ثم اتصل بالمساعدة
15. في جال توقف القلب المشاهد عند البالغين بوجود جهاز **AED**ابدأ بتوصيله فورا

Chain of Survival

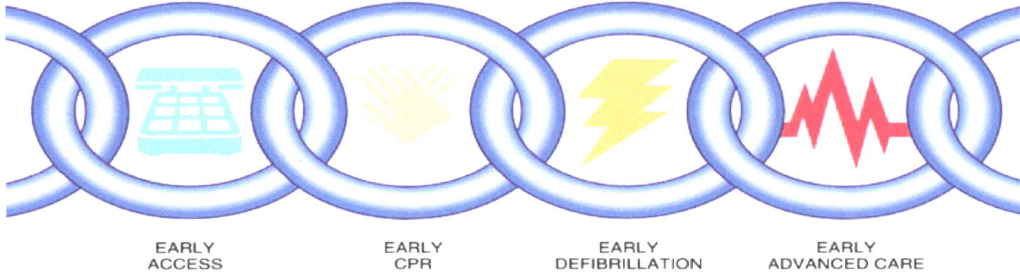

EARLY ACCESS   EARLY CPR   EARLY DEFIBRILLATION   EARLY ADVANCED CARE

وهي سلسلة مؤلفة من أربع حلقات تفيد في ترتيب عمل تقني الطوارئ لإنقاذ الحياة وهي:

- الاتصال الباكر
- الإنعاش القلبي الرئوي الباكر CPR
- الصدم الكهربائي الباكر
- وصول فريق العناية المتقدم الباكر(البارا ميدك)

متى اتوقف عن الإنعاش:

- الإجهاد الشديد
- وصول فريق الــ ACLS
- الخطر في المكان
- عودة النبض والتنفس

العلامات الدالة على نجاح وفعالية CPR

- عودة النبض أو التنفس أو كلاهما
- عودة الوعي
- عودة اللون الطبيعي
- جس النبض السباتي مع كل ضغطة صدرية
- لا يوجد تمدد معدي
- تساوي في ارتفاع الصدر اثناء اعطاء التهوية
- عودة اللون الطبيعي

ملخص بالمكونات الرئيسية لإجراءات الإنعاش القلبي الرئوي للبالغين والأطفال والرضع

التـــــوصيــــات			
المكون	**البالغون**	**الأطفال**	**الرضع**
معرفة التعرف على الحالة	عدم الاستجابة (بالنسبة لجميع الاعمار)		
	انقطاع التنفس او التنفس بشكل غير طبيعي (كما في حالة اللهاث)	انقطاع التنفس او اللهاث فقط	
	عدم الإحساس بالنبض في غضون **10** ثوان لدى جميع الاعمار (في حالة مقدم الرعاية الصحية محترف)		
سلسلة إجراءات الإنعاش القلبي الرئوي	**C-A-B**		
معدل الضغط	من **100** إلى **120** في الدقيقة		
عمق الضغط	**2** بوصة على الأقل (**5** سم) مع تجنب الضغط أكثر من **2.4**بوصة (**6** سم)	ثلث القطر الأمامي الخلفي للصدر على الأقل حوالي **2**بوصة (**5** سم) تقريباً	ثلث القطر الأمامي الخلفي للصدر على الأقل حوالي **1.5** بوصة (**4** سم)
ارتداد جدار الصدر	إعطاء فرصة لحوث ارتداد كامل للصدر بين الضغطات غير اتجاه الضغط كل دقيقتين من قبل مقدمي الرعاية الصحية للمحترفين		
فترات التوقف اثناء عمليات الضغط	الحد من عمليات التوقف اثناء الضغط على الصدر محاولة تقليل فترات التوقف الى اقل من **10** ثوان		
المسلك الهوائي	امالة الذقن ورفع الذقن (إذا لم يشك مقدم الرعاية الصحية المحترف في حدوث إصابة في الرقبة والعمود الفقري)		
نسبة الضغط الى التهوية (إلى حين وضع المسلك الهوائي المتقدم)	**2:30** مسعف واحد او اثنان	**30:2** مسعف وحد **15:2** مسعفان من مقدمي الرعاية الصحية المحترفين	
عمليات التهوية: في حالة المنقذ غير متدرب او المنقذ المتدرب غير الخبير	عمليات ضغط فقط		
عمليات التهوية باستخدام المسلك الهوائي المتقدم (في حالة مقدم الرعاية الصحية المحترف)	نفس واحد كل **6** إلى **8** ثواني (من **8** إلى **10** أنفاس / الدقيقة) عدم التزامن مع عمليات الضغط على الصدر حوالي ثانية واحدة لكل نفس ارتفاع الصدر بشكل ملحوظ		
إزالة الرجفان	تركيب مزيل الرجفان الالي (**AED**) واستخدامه فور توفره، الحد من فترات التوقف خلال عمليات الضغط على الصدر قبل الصدم وبعده، استئناف الانعاش القلبي الرئوي مع البدء بعمليات الضغط بعد كل صدمة		

chocking الغصص (الاختناق)

FBAO: foreign body airway obstruction

1 – انسداد مجرى الهواء للبالغين:

5. الانسداد الجزئي

من علاماته:

9. السعال
10. الكلام بطلب المساعدة مثلا

التصرف

9. التواصل الجيد مع المصاب
10. تشجيع المصاب على السعال

2-الانسداد الكلي

من علاماته:

13. العلامة العالمية للغصص
14. عدم القدرة على الكلام
15. عدم القدرة على السعال

التصرف

إذا كان الصاب واعي نفذ مناورة هيميلك

كرر العملية حتى خروج الجسم الأجنبي

في حال غياب الوعي

13. مدد المصاب على الأرض
14. اطلب المساعدة وجهاز **AED**
15. ابدأ بالإنعاش القلبي الرئوي **CPR** فورا

2-انسداد مجرى الهواء عند الأطفال:

يشبه تماما الانسداد عند البالغين مع ثني الركبتين على الأرض بما يناسب طول الطفل

3-انسداد مجرى الهواء عند الرضع:

إذا كان الرضيع واعي

التصرف

13. امسك الر ضيع واحمي راسه وضعه بوضعية مائلة للأسفل قليلا

14. قم ب **5** ضربات بين لوحي الكتف ثو اقلب الرضيع على يدك الثانية مع مراعاة حماية الرأس وطبق **5** ضغطات صدرية

15. كرر العملية حتى خروج الجسم الأجنبي

في حال فقدان الوعي

9. اطلب المساعدة فورا

10. ابدأ بـ **CPR**

www.ingramcontent.com/pod-product-compliance
Lightning Source LLC
Chambersburg PA
CBHW052055190326
41519CB00002BA/233
9784598303040